Dr BOUDRY

*Médecin des Eaux de La Bourboule
et Consultant de la Ville d'Hiver d'Arcachon.*

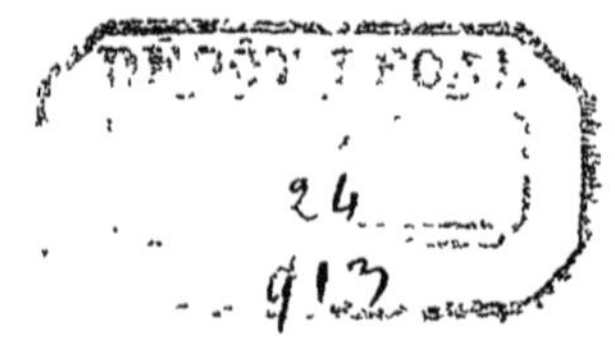

LES ENFANTS

A

LA BOURBOULE

———

Travail communiqué à la Société d'Hydrologie et de Climatologie du Sud-Ouest

Séance du 8 Avril 1913

———

PARIS

ÉDITIONS DE LA " GAZETTE DES EAUX "

3, Rue Humboldt, 3

—

1913

Dᵣ BOUDRY

Médecin des Eaux de La Bourboule
et Consultant de la Ville d'Hiver d'Arcachon.

LES ENFANTS

A

LA BOURBOULE

Travail communiqué à la Société d'Hydrologie et de Climatologie du Sud-Ouest

Séance du 8 Avril 1913

PARIS

ÉDITIONS DE LA " GAZETTE DES EAUX "

3, Rue Humboldt, 3

1913

Les Enfants à La Bourboule

Par le Dr **BOUDRY**

Médecin des Eaux de La Bourboule
et Consultant de la Ville d'hiver d'Arcachon

Messieurs,

Au passage du V. E. M. à La Bourboule, en septembre dernier, M. le professeur LANDOUZY terminait sa conférence en disant :

« Nous enverrons à La Bourboule, eau chaude arsenicale
« forte, chlorurée sodique faible, de moyenne altitude, pour
« y humer l'air, pour y boire, pour y être baignés, nos enfants
« lymphatiques, strumeux, dystrophiques, hérédo-tubercu-
« leux, les candidats à la tuberculose, les scrofuleux sous toutes
« les formes. Ils devront faire des stages successifs à La Bour-
« boule, pour ne pas aller plus loin ni dans la lésion, ni dans
« la maladie, ni dans la juridiction thérapeutique, auxquelles
« semblent les promettre leur état constitutionnel, hérédi-
« taire ou acquis. L'enfant ne viendra jamais trop tôt,
« jamais il ne reviendra trop ; il faut le traiter dès qu'il
« montre des stigmates de l'hérédité dont il est chargé. C'est
« à ce moment qu'il faut le prendre, comme le jardinier
« prend la plante toute petite et cherche à la faire grimper le
« long de son tuteur. »

Pourquoi La Bourboule est-elle une station d'enfants ?

Mon travail n'a pas d'autre but que de répondre à cette question et d'être un modeste commentaire de la parole de M. le professeur LANDOUZY.

Dans les opérations complexes de l'usure et de la réparation des tissus, les trois fonctions primordiales d'innervation, d'hématopoïèse et de nutrition interstitielle dépendent étroitement l'une de l'autre ; et, surtout chez l'enfant où tous les actes de la vie végétative ont une activité extraordinaire, un trouble de l'une d'elles entraîne très rapidement des troubles dans les deux autres.

C'est sur ce déséquilibre que se greffent les grands processus morbides auxquels se rattachent les maladies de l'enfance et de l'adolescence.

C'est sur ce déséquilibre que La Bourboule porte une action profonde et durable, en battant le rappel à la normale de ces fonctions, déviées ou ayant tendance à dévier de leur rôle physiologique.

Médication bourboulienne

La médication bourboulienne comprend dans son ensemble :

1° L'usage interne du médicament bourboulien : eau en boisson.

2° Son usage externe : pratiques d'hydrothérapie thermale.

3° L'action physiologique et thérapeutique de l'air des altitudes et de l'altitude elle-même.

Je vais les présenter et les décrire successivement ; mais La Bourboule n'échappe pas à cette règle générale qui veut que les médications thermales et climatiques constituent un tout, une association thérapeutique. ayant pour aboutissant des résultats que le laboratoire et la clinique ont consacrés, résultats constants, variables cependant et naturellement suivant l'état constitutionnel, l'individu, le passé ou l'état pathologique.

Il n'est donc pas possible de faire la part qui revient à chacun dans le bénéfice réalisé, et il est encore lointain le jour où, l'action physiologique des médications hydro-minérales étant parfaitement connue, « leur thérapeutique ne sera plus qu'un corollaire de la physiologie. » (GUBLER.)

Certes, la découverte de CURIE, les travaux remarquables de MM. les professeurs Armand GAUTIER et BECQUEREL, de LABORDE, etc..., enfin et surtout le monument magnifique élevé par le professeur MOUREU à la gloire de l'Hydrologie Française, ont percé de trous le manteau d'ignorance qui recouvrait les éléments mal connus de nos sources.

Mais encore que d'inconnues dans le problème, que de mystères. Et Rabelais pourrait toujours « s'esbahir grande-
« ment d'ung tas de fols, philosophes et médecins, qui per-
« dent leur temps à disputer d'où vient la chaleur des dictes
« eaux, si c'est à cause du baurach ou du soulfre ou du sal-
« pèstre, qui est dedans la minière ; car ils ne font que

« ravasser, et mieulx leur vaudrait aller se frotter... le dos
« au panicaud, que de perdre leur temps ainsi à discuter ce
« dont ils ne savent l'origine. »

1° **Usage interne du médicament bourboulien : eau en boisson**

Les sources du bassin de La Bourboule, froides ou chaudes, sont plus ou moins arsenicales (de 4 à 28 milligrammes d'arseniate de soude par litre).

Les sources froides (sources *Fenestre* et source *Clémence*) à faible minéralisation, ne sont utilisées que comme eau de table et pour abaisser dans la balnéation la température de la source chaude *Choussy* et *Perrière*.

Les sources chaudes sont représentées par la source *Croizat* et la source *Choussy* et *Perrière*.

A) *Source Croizat.* — C'est une nouvelle venue, mise en exploitation au début de la saison 1910. Elle n'a donc pas encore la sanction clinique ; mais, *à priori*, les résultats obtenus permettent d'affirmer qu'elle fera dans l'avenir bonne figure aux côtés de sa sœur aînée (Choussy et Perrière), dont elle se rapproche beaucoup par sa thermalité, sa composition chimique, sa teneur en arsenic, avec une proportion beaucoup plus grande de chlorure de sodium (5 gr. 636 par litre au lieu de 2 gr. 838 dans la source Choussy et Perrière).

Cette plus grande proportion de chlorure de sodium pourra donner lieu à des indications plus spéciales, surtout dans les maladies de l'enfance, indications que la clinique précisera.

B) *Sources Choussy et Perrière.* — La source Croizat n'ayant pas encore établi sa réputation, la source Choussy et Perrière reste seule médicament bourboulien, eau de La Bourboule, ayant à son actif tout un passé glorieux de succès thérapeutiques qui ont assuré et justifié la fortune de notre station.

Cette source donne à la minute 400 litres d'eau qui a, au griffon, une température de 60°.

L'étude de sa radio-activité a été faite par M. LABORDE, qui a publié un rapport sur ses travaux le 4 mai 1908. Ce rapport, que j'ai donné *in extenso* dans des études antérieures, classe « l'eau et les gaz du puits Choussy parmi les eaux françaises les plus radio-actives et peut être même jusqu'à nouvel ordre en tête de la liste. » (LABORDE, 4 mai 1908.)

La minéralisation totale de la source Choussy et Perrière est, par litre, de 6 gr. 5o centigr , dont :

o gr. o5 d'acide carbonique libre.

o gr. o28 milligr. d'arseniate de soude.

2 gr. 838 milligr. de chlorure de sodium.

2 gr. 8g2 milligr. de bicarbonate de soude.

C'est donc une eau hyperthermale, puissamment radio-active, essentiellement *arsenicale forte*, chlorurée et bicarbonatée sodique faible.

On a discuté souvent et longtemps pour savoir à quelle classe d'eaux minérales on doit rattacher les eaux de La Bourboule. Aujourd'hui, la discussion est éteinte : le temps et l'expérience ont donné raison au bon sens clinique de Bazin, qui leur attribuait très justement la *dénomination exclusive d'Eaux Arsenicales*. Et La Bourboule revendique très rationnellement tous les malades relevant de la médication arsenicale, dont elle est la plus haute expression thérapeutique.

Il y a quarante ans, dans son livre sur l'Herpétisme, Gigot-Suart dénonçait la faillite proche de l'arsenic et raillait avec beaucoup d'esprit l'engouement, passager à son avis, des médecins et des malades pour le médicament à la mode, dont il attribuait la vogue moins à ses effets qu'à l'incertitude qui existait sur son action physiologique. Or, cette incertitude, si elle est moindre aujourd'hui, existe encore ; et, cependant, les événements ont donné tort aux prévisions pessimistes de Gigot-Suart : les préparations arsenicales se sont multipliées ; les cacodylates et l'atoxil ont vu le jour ; et La Bourboule a dû son développement rapide, qui a étonné, et sa prospérité croissante à ce seul fait, qui domine de beaucoup les raisons accessoires, que, de par le monde entier, elle est l'unique représentant de l'arsenic dans la thérapeutique thermale.

L'arsenic est resté à la mode ; La Bourboule est devenue à la mode parce que l'expérience et l'observation cliniques ont démontré la valeur thérapeutique de l'arsenic d'une façon si évidente, qu'il n'est plus discuté que dans la manière de l'administrer.

Je suis heureux d'enregistrer cet accord unanime ; car, en spécialisation médicale, d'une façon générale, et tout parti-

culièrement en thérapeutique thermale, il faut se tenir en
garde contre la tendance à s'exagérer l'importance des choses
sur lesquelles on applique son attention depuis longtemps.

2° — **Usage externe du médicament bourboulien : pratiques d'hydrothérapie thermale**

L'eau de La Bourboule, mise en contact direct avec la
peau et les muqueuses, doit ses effets locaux à un ensemble
de qualités qui viennent se surajouter, pour une action thérapeutique, à celles que lui donnent sa minéralisation et ses
propriétés physiques. Elle est, en effet, *cataplasmante, aseptique, antiseptique.*

A) *Cataplasmante.* — Elle blanchit la peau et lui donne
une grande souplesse. C'est une impression agréable qu'elle
procure à la peau par son contact, sensation de bien-être
chez les sujets à peau saine, sensation de mieux-être chez les
cutanés. Bain agréable ou topique émollient.

B) *Aseptique.* — La Bactériologie a établi que l'eau de La
Bourboule est aseptique au griffon. Captée, canalisée,
recueillie dans des conditions de rigoureuse asepsie, elle
reste *milieu aseptique* et conserve jusqu'à son utilisation les
bénéfices thérapeutiques de tout milieu aseptique.

C) *Antiseptique.* — Mais l'eau de la Bourboule n'est pas
seulement milieu aseptique, elle est puissamment antiseptique. Elle a une action microbicide et modificatrice sur les
suppurations, qu'elle tarit très rapidement, comme je l'ai
démontré expérimentalement. Les lésions superficielles et
profondes sont modifiées avec une étonnante rapidité ; et la
rapidité même de ce résultat éloigne toute idée d'action
générale sur l'état constitutionnel qui a provoqué la lésion.
L'heureuse influence de cette action réparatrice a une importance de première valeur dans les altérations de la muqueuse
broncho-pulmonaire et les lésions locales scrofulo-tubercu-
leuses (osseuses, articulaires ou ganglionnaires).

Pour les Pratiques d'Hydrothérapie thermale, soit qu'on
recherche une action directe par contact avec la peau ou les
muqueuses, ou une action indirecte stimulante ou révulsive,
on trouve à La Bourboule un outillage qui est établi d'après
les perfectionnements les plus récents de la science hydro-
thermale, avec une installation luxueuse à l'Etablissement

des *Thermes*, confortable à l'Etablissement *Choussy*, suffisante à l'Etablissement *Mabru,* établissements correspondant à trois classes et dont la description nous entraînerait trop hors du sujet.

3° — Cure d'air en altitude

A) *Effet physiologique de l'altitude sur le sang.* — Vous voudrez bien excuser, Messieurs, les nécessités impérieuses qui me mettent dans l'impossibilité absolue d'assister à la prochaine séance et me donnent le regret de ne pouvoir faire bénéficier mon travail de tout ce que doit m'apprendre le rapport de M. le Professeur VIAULT. Tout le monde sait que la théorie de l'hématopoièse en altitude, a son berceau au Laboratoire de physiologie de la Faculté de Médecine de Bordeaux, et que le nouveau-né eût pour parrains MM. les Professeurs VIAULT et SELLIER, dont les recherches et expériences ont précédé et orienté les autres travaux publiés sur la question, qui avait été entrevue par Paul Bert. Vinrent ensuite les expériences de MUNTZ, les travaux de REGVARD, d'EGGER, de MERCIER, de MIESCHEIR, etc...

Je vais donc consigner brièvement les effets physiologiques de l'altitude sur le sang, effets qui ont un rôle important dans toutes les cures thermales en altitude : la diminution de pression en altitude amène une modification dans la composition du sang par l'hypercythémie ou acclimatement du sang à l'altitude : l'oxygène, fixé par l'hémoglobine, diminue dans le sang sous faible pression ; et lorsque la provision d'oxygène contenue dans le liquide, provision de plus en plus faible à mesure qu'on s'élève, est épuisée, l'asphyxie des tissus survient comme conséquence naturelle ; c'est le mal des montagnes.

Mais le séjour, sous faible pression, a pour résultat de provoquer un travail hématopoiétique intense et immédiat ; et l'accroissement rapide des hématies établit la compensation respiratoire.

Cette surglobulisation, créée par nécessité physiologique, est-elle durable ? Les globules rouges de *renfort*, qui aident à monter la côte et à se maintenir au sommet, que deviennent-ils lorsqu'on est redescendu à la plaine ?

Le retour à la plaine amène seulement (EGGER, SELLIER) la

résorption des globules rouges en excès sur leur nombre physiologique.

Pour ma part, je crois que, dans les états anémiques, le médicament Bourboulien, et par son action altérante sur le sang, et par son action profonde sur la nutrition, joue le rôle d'*agent fixateur* des globules rouges créés et transforme en résultat *durable* le résultat *éphémère* de l'altitude (voir cure Bourboulienne dans les états anémiques).

b) Aérothérapie en altitude. — Le plateau des Charlannes, auquel on accède de la Bourboule en quelques minutes par un funiculaire, présente toutes les conditions requises par le milieu pour faire une cure d'air, conditions qui sont :

1° Altitude suffisante pour l'hypercythémie et la reglobulisation intensive : Les Charlannes sont à 1.150 mètres.

2° Nature favorable du sol, asepsie et ventilation. Le sol du plateau des Charlannes se caractérise en effet :

I. Par son étendue inhabitée de plusieurs milliers d'hectares.

II. Par le fait que ces milliers d'hectares sont recouverts sur toute leur étendue d'un immense tapis de verdure, constitué par les couches successives d'herbages incultes sur lesquels pousse chaque année un herbage nouveau. Ce feutrage naturel forme un revêtement isolant, qui s'oppose au soulèvement des poussières du sous-sol.

III. Par le fait que le sous-sol composé de gros débris de trachytes est très perméable.

IV. Enfin, par le fait qu'un bois de sapins abrite le plateau contre les vents de l'Est et du Nord-Est. seulement.

A l'altitude suffisante de 1.150 mètres, toutes ces conditions de la configuration du sol, de son étendue, de la nature du revêtement superficiel et du sous-sol, réalisent au maximum les conditions requises pour une bonne aérothérapie.

J'ai déduit ma définition de la cure Bourboulienne de ce que je viens d'exposer, de ce qu'on sait sur l'action physiologique et thérapeutique de l'arsenic et des autres éléments minéralisateurs de l'eau de La Bourboule, sur sa radioactivité, sur les propriétés de son climat, ensemble sur lequel j'ai publié une étude détaillée très minutieuse.

Et je dis : la cure Bourboulienne est une médication qui a pour effet :

1º De donner très rapidement aux fonctions nutritives la stimulation nécessaire pour leur accomplissement ;

2º D'ajouter des éléments d'assimilation au sang et aux organes qui en ont besoin, en activant les fonctions d'assimilation et de nutrition, en les ramenant à leur rôle physiologique et en les détournant d'élaborations pathologiques, contraires au but pour lequel ces fonctions ont été créées.

Indications

La définition que je viens de donner de la médication Bourboulienne va me servir de base pour diviser les enfants de La Bourboule en deux groupes :

Un premier groupe comprend les enfants ayant besoin de la médication Bourboulienne pour donner à leurs fonctions nutritives la stimulation nécessaire pour leur accomplissement et ajouter des éléments d'assimilation au sang et aux organes par un travail plus actif et plus utile des fonctions d'assimilation et de nutrition ; ce sont tous les dystrophiques, les ralentis, les retardataires, les anémiés, tous les pré-malades, tous les candidats engagés dans la mauvaise voie, mais qui ne sont pas encore arrivés à la lésion.

Le second groupe comprend les enfants dont les fonctions d'assimilation et de nutrition sont détournées de leur rôle physiologique et dirigées vers des élaborations pathologiques ; ceux-là ont franchi la barrière fragile qui sépare la menace de la maladie. La lésion est installée, l'ennemi est dans la place.

Premier groupe. — Ces enfants n'ont pas de lésion organique ; mais leur mauvais état général se lit sur un faciès pâle, avec une apparence extérieure souffreteuse. Ils ont entre eux un lien commun ; c'est un état anémique plus ou moins accentué, une insuffisance du liquide sanguin sous le rapport de la quantité ou de la qualité, et, comme l'a dit JOLLY, « une altération de la fonction respiratoire du sang ». Cet état général, compatible avec une santé plus ou moins régulière, mais très souvent perturbé par des manifestations morbides passagères, se présente avec un aspect différent suivant les diverses causes héréditaires, constitutionnelles ou accidentelles qui l'ont créé. En cherchant un peu, nous allons bien vite retrouver la marque de fabrique.

1° *Lymphatisme.* — On a l'habitude de désigner sous le nom de constitution lymphatique une sorte d'atonie de tous les appareils organiques, avec un état anémique plus ou moins prononcé, coïncidant avec de l'embonpoint et un aspect extérieur caractérisé par la blancheur, la bouffissure et la mollesse des chairs.

Nous retrouvons à l'examen ou dans l'histoire du passé pathologique de l'enfant un ensemble de manifestations morbides qui sont le propre du tempérament lymphatique, « une disposition spéciale de son système lymphatique à s'infecter et à réagir à l'infection par l'hypertrophie » (Nobécourt). Ce sont :

Des hypertrophies simples des ganglions lymphatiques, plus particulièrement des ganglions cervicaux et sous-maxillaires et aussi des ganglions trachéo-bronchiques à la suite des infections naso-pharyngées liées à l'hypertrophie du tissu lymphoïde du pharynx ;

Des rhinites, avec hypertrophie de la muqueuse, à écoulement épais et très abondant ;

L'hypertrophie du tissu lymphoïde du pharynx, soit l'hypertrophie des amydales palatines, soit l'hypertrophie de l'amydale pharyngée, soit l'hypertrophie des follicules clos disséminés dans la muqueuse ;

Des bronchites à répétition avec expectoration très abondante muqueuse ou muco-purulente ;

Des conjonctivites, des blépharites, des otorrhées à récidives, des engelures, de l'acné, de l'impétigo, etc.

2° *Hérédo-arthritisme.* — L'hérédo-arthritique a une susceptibilité excessive des muqueuses et de la peau, mais susceptibilité se traduisant par des symptômes qui présentent dans les mêmes organes un tout autre aspect que chez le lymphatique.

Chez l'hérédo-arthritique, nous trouvons dans son passé pathologique :

Des rhinites, avec inflammation violente de la muqueuse déterminant un écoulement clair, très abondant, très irritant, et accompagnées le plus souvent de céphalée très intense.

Des crises fréquentes de laryngite striduleuse.

Des bronchites spasmodiques.

Toutes ces affections se succédant et se répétant avec une désespérante ténacité.

Aussi l'asthme infantile, qui s'installe quelquefois seul, d'autres fois en alternance avec des poussées cutanées (eczéma, prurigo, pityriasis), poussées cutanées qui, du reste, peuvent se présenter, elles aussi, isolées.

Enfin, si l'enfant a une origine neuro-arthritique très marquée, une anémie de croissance peut très bien déterminer la *chorée*, « névrose de croissance qui survient chez les dégénérés à l'occasion de troubles de la nutrition » (COMBY). Les résultats remarquables obtenus par le docteur COMBY en traitant ses petits choréiques par l'arsenic à haute dose ont nettement précisé l'indication de La Bourboule dans cette névrose.

3° *Hérédo-Syphilis.* — Ce sont ces enfants que DOUBLET a si heureusement appelés « miniatures de la décrépitude », parce qu'ils ressemblent à de petits vieux par l'amaigrissement, la flétrissure et la coloration de la peau, qui leur donnent une physionomie attristée. Chez beaucoup, vous ne trouverez rien autre que cet aspect spécial ; c'est le petit vieux bien propre. Chez d'autres, vous retrouverez des stigmates de la syphilis héréditaire (front olympien, crâne natiforme, asymétrie crânienne, système dentaire caractéristique, nez en lorgnette ou nez en selle, troubles auriculaires, malformations, etc...). Cet enfant n'a encore rien, et il est menacé de tout.

« Voyez, Docteur, comme il a l'air sérieux ; il tient ça de son père. — Je l'espère pour vous, chère Madame. »

4° *Hérédo-Tuberculose.* — L'enfant hérédo-tuberculeux peut avoir seulement de l'*hérédo-prédisposition morbide*, et présenter toutes les apparences extérieures de la santé, être très bien constitué, n'avoir aucune tare, aucune dystrophie ; ce qui diminue, sans l'écarter, le danger tuberculeux ; mais, le plus souvent, à l'hérédo-prédisposition, s'associe l'*hérédo-dystrophie para-tuberculeuse* (MOSNY), se traduisant par des malformations organiques (malformation thoracique, rétrécissement pulmonaire, rétrécissement mitral, arrêt de croissance) avec une désassimilation exagérée, une assimilation défectueuse (CHARRIN), un état anémique.

Cet enfant trouve dans la Bourboule une arme de défense unique contre le danger tuberculeux.

Pour celui-ci, la maman est clairvoyante, parce qu'elle a vu. Elle a vu l'ennemi détruire son foyer ; elle a vu sa griffe terrible modifier, creuser, torturer et enfin anéantir le visage de l'aimé ; elle a vu et elle a entendu les soubresauts douloureux de sa poitrine. Elle a penché héroïquement un sourire rassuré, le sourire des jours heureux, sur le regard interrogateur de son malade, pour entretenir cette grande consolatrice qu'est l'espérance. Elle a donné son corps jeune aux baisers du moribond, remplaçant la volupté de la chair par la volupté de la charité et du sacrifice de soi. Elle a magnifié la facilité si grande, hélas, de la femme à simuler et à dissimuler. Et voilà que le martyre continue ; elle retrouve dans les yeux du vivant le regard du mort. C'est la même face menue et attristée, pâle et distinguée. C'est la même conformation de la poitrine, de cette poitrine qui fut un laboratoire de mort.

Mater dolorosa, sa vie angoissée ne s'éclairera plus qu'à la triste lueur des jours d'épreuve et des visions d'épouvante.

5° *Anémie de Croissance.* — Elle a comme facteurs les mauvaises conditions hygiéniques (habitation dans les grandes villes, vie dans des locaux trop étroits, mal aérés, encombrés, alimentation défectueuse ou insuffisante, etc.). A ces causes, s'ajoute tantôt le surmenage intellectuel, tantôt le surmenage physique : c'est l'anémie du collégien qui pousse trop et trop vite.

6° *Chloro-anémie.* — Maladie poétisée sous les noms de fièvre d'amour, amatoria, maladie virginale. Tout allait bien et brusquement rien ne va plus : modification dans le caractère, pas d'appétit, marche lasse, essoufflement, règles irrégulières, à peine marquées ou absentes. La malade blanchit, jaunit, verdit : sa maman en voit de toutes les couleurs.

Trois théories en présence : les uns (Trousseau, Pidoux, Beau, Moutard-Martin) sont partisans déterminés de la théorie ancienne (Ambroise Paré), qui considère la chlorose comme une anémie qui survient chez les jeunes filles à l'occasion de la menstruation.

La seconde conception (Germain Sée) considère la chlorose comme une affection provoquée par la disproportion entre les forces de développement et les moyens réparateurs, disproportion déterminant une anémie globulaire.

Enfin, pour d'autres (Sydenham, Parot, Dieulafoy), la chlorose se distingue des autres anémies par son caractère essentiellement névropathique.

Quelle que soit la théorie, la modification caractéristique porte sur l'hémoglobine. Le nombre des globules est peu diminué ; mais le taux de l'hémoglobine est très abaissé, et la valeur globulaire tombe à 18 ou 20 : la médication Bourboulienne, dans son ensemble, apporte les matériaux de réparation.

Mais combien difficiles pour nous ces explorations de forêts vierges et demi-vierges, où on fait égarer le bon docteur avec un plaisir malicieux et déjà bien féminin. Aussi, pour ma part, après la saison, je passe la main à un petit mari, auxiliaire indispensable de toute médication anti-chlorotique. Il n'est pas très ferré sur les théories ; mais il a quelque pratique. Il trouvera facilement le bon chemin et reconnaîtra sans peine et même avec beaucoup de plaisir que la Bourboule est une très bonne école préparatoire aux examens.

7° *Enfin tous les états anémiques.* — Anémie des purpuras, du scorbut des adolescents, anémie liée à la convalescence des maladies, soit des maladies infectieuses générales (grippe, fièvre typhoïde, paludisme, rhumatisme articulaire aigu), soit des maladies aigües, et plus particulièrement des affections broncho-pulmonaires à répétition, si fréquentes chez les enfants.

En résumé, qu'il s'agisse d'un lymphatique, d'un hérédo-tuberculeux, d'un hérédo-syphilitique, d'un hérédo-arthritique, d'un anémique, tous ces enfants sont en état d'infériorité organique, état créé par l'hérédité ou la constitution et accentué par toutes les manifestations morbides qui sont liées à cette constitution et à cette hérédité et provoquées par elles.

Et La Bourboule les réclame à juste titre parce qu'elle les reconstitue et les protège. Sous l'influence de la cure, l'enfant augmente de poids, reprend sa vitalité ; la peau et les muqueuses se colorent ; tout son organisme subit une transformation profonde, qui doit arriver à réparer son passé de souffreteux et à lui faire oublier une hérédité grosse de dangers.

Second groupe. — Ce second groupe comprend les enfants qui sont arrivés à la lésion organique. Nous retenons comme relevant de La Bourboule :

1° Par infection : Les scrofulo-tuberculoses.

2° Par déviation de la nutrition : le rachitisme et le rhumatisme articulaire chronique progressif.

1° *Scrofulo-tuberculose.* — C'est l'infection bacillaire par la voie ganglionnaire qui, avec les infections et lésions secondaires qu'elle provoquera, nous donne le tableau clinique de l'*ancienne scrofule.* C'est de la tuberculose, mais une tuberculose qui a sa physionomie propre.

Quoi de plus curieux que le mécanisme de la dissémination du bacille chez ces malades : les bacilles traversent les muqueuses pour gagner les ganglions lymphatiques de la région correspondante ; s'il en reste dans les muqueuses traversées, ce qui est discuté, ils y vivent sagement à l'état latent ; mais, arrivés au ganglion, ils se mettent au travail et infectent successivement les ganglions voisins et ensuite les plus éloignés ; de tous ces ganglions tuberculeux, les bacilles infecteront-ils les organes avec lesquels ces ganglions sont en correspondance immédiate par la voie lymphatique ? Le plus souvent, non. Ils iront infecter, par une sorte d'élection qui reste bien mystérieuse, tout spécialement les os et les articulations ; et après les adénites tuberculeuses, ils nous donneront les arthrites et les ostéites spécifiques, le mal de Pott.

Si La Bourboule n'aime pas le poumon tuberculeux, elle réclame toutes les scrofulo-tuberculoses ; son utilité thérapeutique, dans ces formes torpides, est basée sur la superactivité de la nutrition qu'elle provoque, superactivité qui s'associe à une modification du terrain pour détourner le plus possible les tissus de leur tendance à l'ulcération.

2 *Maladie par déviation de la nutrition.*

A) *Rachitisme.* — Le rachitisme, se rattachant à un trouble de nutrition générale, peut trouver dans La Bourboule, par la régularisation et la stimulation de la nutrition, un arrêt dans l'évolution morbide.

B) *Rhumatisme articulaire chronique progressif.* — Je retiens surtout pour La Bourboule les malades chez lesquels on soupçonnerait une infection tuberculeuse, ce qui serait très fréquent d'après Poncet.

* * *

Je termine cette étude en disant que la médication Bour-

boulienne est un *régulateur* et un *altérant opportun* des fonc
tions de nutrition, en même temps qu'un puissant *reconsti-
tuant.*

Sa spécialisation d'action chez l'enfant s'étend à toutes les
dystrophies quelle que soit leur origine, et à toutes les maladies qui ont un lien de parenté avec l'*arthritisme,* le *lymphatisme* et la *scrofulo-tuberculose.*

Laissez venir à nous les petits enfants, « jamais ils ne vien-
dront trop tôt, jamais ils ne reviendront trop ».

Et maintenant, Messieurs, il me reste la tâche la plus
agréable, celle de remercier mes deux parrains, MM. les professeurs VILLAR et SELLIER, MM. les membres du bureau, et
vous tous, mes chers collègues, pour m'avoir fait l'honneur
de m'associer à vos travaux. Vaste est notre champ d'action :
il n'existe pas un pays d'Europe possédant plus de sources
minérales que la France ; le Plateau central, à lui seul, en
compte plus de 230.

Nos climats d'altitude valent ceux de l'étranger. Notre
Côte d'Azur, notre Côte d'Argent, nos plages du Nord-Ouest
ont une supériorité qu'on ne conteste pas.

Les Allemands, moins riches que nous, savent tirer un
bien meilleur parti de leurs richesses.

Les Suisses, ces merveilleux faiseurs de pittoresque, ont
trouvé mieux encore : il ont eu le génie de fertiliser la neige,
dont chaque flocon leur apporte une parcelle d'or.

Ayons, nous aussi, des âmes d'apôtres pour défendre cette
richesse nationale que sont nos sources minérales, nos stations thermales, nos stations climatiques. C'est un patri-
moine sacré, dont nous avons l'honneur d'être les gardiens :
s'il s'agrandit, ce sera notre gloire ; s'il s'appauvrit, ce sera
notre faute, et nous n'avons pas le droit de la commettre.

Que chacun de nous remue un petit coin de cette Terre
Française, si généreuse ; qu'il le fouille, qu'il l'ensemence et
qu'il n'oublie pas la vérité, si encourageante pour l'effort, de
cette parole de MARC-AURÈLE :

« Ce qui est utile à l'essaim est utile à l'abeille. »

Arcachon, 28 mars 1913.

Issoudun. — Imprimerie H. GAIGNAULT, 15, rue Victor-Hugo.